DÉPARTEMENT DE L'HÉRAULT.

RAPPORT GÉNÉRAL

DES

TRAVAUX

DES

CONSEILS D'HYGIÈNE

ET DE

SALUBRITÉ PUBLIQUES

PRÉSENTÉ A

M. LE PRÉFET DE L'HÉRAULT,

PAR

M. le Prof[r] DUMAS,

VICE-PRÉSIDENT DU CONSEIL CENTRAL D'HYGIÈNE, MÉDECIN DES ÉPIDÉMIES
DE L'ARRONDISSEMENT DE MONTPELLIER.

ANNÉE 1877.

MONTPELLIER,
RICARD FRÈRES, IMPRIMEURS DE LA PRÉFECTURE,
Place Petit-Scel, 5.

1879.

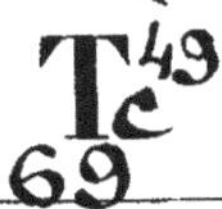

RAPPORT GÉNÉRAL

DES TRAVAUX

DES CONSEILS D'HYGIÈNE

ET DE

SALUBRITÉ PUBLIQUES

DU

DÉPARTEMENT DE L'HÉRAULT.

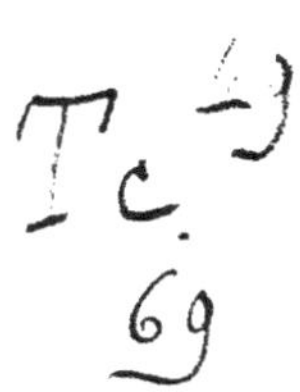

DÉPARTEMENT DE L'HÉRAULT.

RAPPORT GÉNÉRAL

DES

TRAVAUX

DES

CONSEILS D'HYGIÈNE

ET DE

SALUBRITÉ PUBLIQUES

PRÉSENTÉ A

M. LE PRÉFET DE L'HÉRAULT,

PAR

M. le Profr DUMAS,

VICE-PRÉSIDENT DU CONSEIL CENTRAL D'HYGIÈNE, MÉDECIN DES ÉPIDÉMIES
DE L'ARRONDISSEMENT DE MONTPELLIER.

ANNÉE 1877.

MONTPELLIER,
RICARD FRÈRES, IMPRIMEURS DE LA PRÉFECTURE,
Place Petit-Scel, 5.

1879.

RAPPORT GÉNÉRAL

DES TRAVAUX

DES CONSEILS D'HYGIÈNE

ET DE

SALUBRITÉ PUBLIQUES.

MONSIEUR LE PRÉFET,

Quatre Conseils d'Hygiène sont chargés, dans le Département de l'Hérault, d'étudier les questions d'hygiène et de salubrité publiques auxquelles peuvent donner lieu les établissements dangereux, incommodes ou insalubres. Ces Conseils siègent à St-Pons, Lodève, Béziers et Montpellier, chefs-lieux des quatre arrondissements.

La réorganisation de ces Conseils, par suite d'un Arrêté Préfectoral, en date du 8 Mai 1877, les a composés de la manière suivante :

Conseil d'Hygiène de St-Pons.

MM. le Sous-Préfet de l'arrondissement, *Président.*
Granel, Docteur en médecine.
Benoit, Docteur en médecine.
Bouttier, Pharmacien.
Azais, Propriétaire.
Alary, Notaire.
Trassy, Vétérinaire.
Miquel, Négociant.
Jouvenel, Agent-Voyer ordinaire de l'arrondissement.
Gazel, Juge-Suppléant au Tribunal de première instance de St-Pons.

Conseil d'Hygiène de Lodève.

MM. le Sous-Préfet de l'arrondissement, *Président.*
Lapeyre, Docteur en médecine.
Vitalis.
Gas, Avocat.
Belliol, Médecin-Vétérinaire.
Deidier, Propriétaire.
Phalippou, Docteur en médecine.
Réfrégé.
Caounenq, Pharmacien.
Segondy.
Soudan, Fabricant.

Conseil d'Hygiène de Béziers

MM. le Sous-Préfet de l'arrondissement, *Président.*
Thomas.
Viguier.

Beaucquil.
Maffre.
Perréal, Docteur en médecine.
Bonnet.
Pons.
Bertrand.
Bastide, Pharmacien.
Gauthier, Médecin-Vétérinaire.
Jullien, Ingénieur des Ponts et Chaussées.
Trassy, Agent-Voyer.
Roger, Distillateur.
Crozal, Négociant.
Rey, Architecte de la ville.

Conseil d'Hygiène de Montpellier.

MM. le Préfet, *Président*.
Dumas, Professeur à la Fac. de médecine.
Bertin, *idem*.
Quissac, Docteur en médecine.
Espagne, *idem*.
Castan, Professeur à la Fac. de médecine.
Moitessier, *idem*.
Engel, *idem*.
Jeanjean, Profes. à l'École de pharmacie.
Diacon, *idem*.
Bonnet, Docteur en médecine.
Chambert, Médecin-Vétérinaire.
Loubet, *idem*.
Marès, Propriétaire.
Baldy, Négociant.
Béziers, *idem*.

(Avec voix délibérative.)

MM. DE CURRIÈRE DE CASTELNAU, Ingénieur des mines.
CAR, Chef de Bataillon du Génie.
BÉSINÉ, Architecte du département.
FENOUIL, Agent-Voyer en Chef.

Avec voix consultative.

CONSEIL D'HYGIÈNE

DE L'ARRONDISSEMENT DE St-PONS

Le Conseil d'Hygiène de St-Pons, s'est réuni trois fois, en 1877 : le 23 Février, le 13 Mars et le 21 Juin.

ACTES ADMINISTRATIFS.

Le 23 Février, le Conseil à reçu communication d'un Arrêté préfectoral, en date du 7 Août 1876, qui nomme membres du Conseil, MM. Azaïs (Charles), Propriétaire; Alary, notaire; Jouvenel, Agent-Voyer ordinaire, et Gazel (Léon), Juge-Suppléant au Tribunal de première instance de St-Pons, tous y domiciliés.

Les membres sus-mentionnés présents à la séance, ayant déclaré accepter le mandat qui leur était confié, ont été installés.

Le 21 Juin, nouvel Arrêté préfectoral, en date du 8 Mai précédent, ayant pour objet la réorganisation du Conseil de salubrité publique de l'arrondissement.

Sont appelés à faire partie du Conseil, MM. Granel et Benoit (Fabre), Docteurs en médecine; Bouttier, Pharmacien; Azais (Charles), Propriétaire; Alary, Notaire; Trassy, Vétérinaire; Miquel, Négociant; Jouvenel, Agent-Voyer, et Gazel, Juge-Suppléant.

Ces Messieurs, une fois installés, ont procédé à l'élection du bureau. Ont été élus, au scrutin secret, M. Miquel, Vice-Président, et M. Azaïs, Secrétaire.

On procède, immédiatement après, au tirage au sort des membres qui doivent sortir dans deux ans, conformément à la circulaire de M. le Ministre de l'Agriculture et du Commerce, en date du 16 Avril 1857.

MM. Miquel, Azaïs, Granel et Gazel, ayant été désignés par le sort pour faire partie de la première série, devront cesser leurs fonctions en Juin 1879.

La question relative aux questions d'hygiène que le Conseil a eu à traiter cette année, peuvent se résumer en trois dossiers relatifs au transfert de deux cimetières et à une demande en autorisation d'établir un moulin à huile ; les deux premiers établissements appartiennent à la 1re classe des établissements soumis à une réglementation administrative ; le dernier est de troisième classe.

A. — Établissements de première classe.

Cimetières. — MM. les Maires de Montoulieu, de Roquebrun, demandent le transfert des cimetières de leurs communes respectives. Ces Administrateurs fondent leurs demandes sur ce fait, que les champs de repos actuels sont dans le village, contrairement aux prescriptions de la loi et des règlements ; qu'ils sont, par leur étendue, hors de proportion avec la population ; que celui de Roquebrun, en particulier, est d'autant plus compromettant pour la sécurité des morts, qu'il est traversé par le Chemin de Grande communication N° 19, de Roquebrun à Béziers, ce qui l'expose à des profanations de la part des animaux.

Les emplacements choisis, remplissant, d'ailleurs, toutes les conditions voulues d'éloignement des habitations et pouvant amplement suffire aux besoins du service, le conseil émet un avis favorable.

C. — Établissements de troisième classe.

Moulins à huile. — Le sieur Gasc (Pierre), distillateur, domicilié à Cessenon, demande de construire un moulin à huile sur un terrain qu'il possède au tènement de Baudijo, section B, parcelle 187 du plan cadastral.

Considérant que bien que les moulins à huile appartenant à la troisième classe des établissements ne doivent pas être nécessairement éloignés des habitations, le Conseil pense qu'il y a lieu de prendre des précautions pour mettre les voisins à l'abri de toute incommodité ; il croit devoir émettre un avis favorable à la demande de M. Gasc, à la condition, pour lui, d'absorber sur son propre terrain les résidus liquides provenant de son usine.

CONSEIL D'HYGIÈNE

DE L'ARRONDISSEMENT DE LODÈVE.

Le Conseil d'Hygiène de l'arrondissement de Lodève s'est réuni deux fois, en 1877 : le 5 Juillet et le 20 Août.

Dans ces deux séances, des actes administratifs relatifs au remaniement du Conseil lui ont été communiqués ainsi que les dossiers relatifs à l'établissement d'une usine à gaz, à Clermont, et d'un moulin à huile, à Ceyras.

ACTES ADMINISTRATIFS.

Dans la séance du 20 Août, M. le Sous-Préfet de l'arrondissement donne lecture d'une dépêche de M. le Préfet, en date du 6 Juillet, qui prescrit, conformément à l'Arrêté du Chef du Pouvoir Exécutif, du 28 Décembre 1848, et de la circulaire de M. le Ministre de l'Agriculture et du Commerce, du 24 Août 1851, de procéder à l'élection des membres du bureau du Conseil et au tirage au sort pour le renouvellement par moitié de ses membres.

A l'unanimité sont élus : Vice-Président, M. Lapeyre (Élie), Docteur en médecine; Secrétaire, M. Vitalis.

On procède ensuite au tirage au sort des membres qui doivent cesser leurs fonctions en 1879. Sont désignés

MM. Gas (Charles), Avocat; Belliol, Médecin-Vétérinaire; Deidier (Adolphe), Propriétaire; Phalippou et Lapeyre, Docteurs en médecine, qui cesseront leurs fonctions en Août 1879. MM. Vitalis, Réfrégé, Ugounenq, Segondy et Soudan, appartenent à la deuxième série, ne cesseront leurs fonctions qu'en 1881.

B. — Établissements de deuxième classe.

Gaz (usine à). — Le sieur Milhaud demande l'autorisation d'établir une usine à gaz, à Clermont-l'Hérault.

Le Conseil, considérant que les oppositions formulées contre l'établissement de cette usine sont plus spécieuses que fondées et dictées par l'intérêt privé des opposants;

Considérant que le Conseil municipal de Clermont a réduit ces oppositions à néant, et que le sieur Fabre, lui-même, qui a protesté dans l'enquête en invoquant les préjudices dont il pourrait être victime par le fait de la création de l'usine, n'en a pas moins, comme membre du Conseil municipal, approuvé en principe cet établissement, et n'a fait aucune réserve dans la discussion intervenue à ce sujet;

Considérant, de plus, que les intérêts des tiers sont toujours réservés dans les Arrêtés d'autorisation; que l'hygiène et la salubrité publiques n'auront point à souffrir de la création du nouvel établissement sur un emplacement isolé de toute habitation et sous les conditions exigées en pareil cas, déclare qu'il y a lieu d'accorder l'autorisation demandée d'établir une usine à gaz sur le territoire acquis par le demandeur au tènement Jalagnier, dit aussi les Cavaliers, section E du plan cadastral,

---

C. — Établissements de troisième classe.

Huile (moulin à). — Le sieur Valibouze, de Ceyras, demande l'autorisation d'établir un moulin à huile dans cette commune.

Le Conseil, considérant la réalisation du projet proposé comme ne pouvant donner lieu à aucun inconvénient, un conduit couvert devant amener les résidus liquides dans la rivière de Lergue, est d'avis qu'il y a lieu, conformément à l'avis de l'Autorité locale, d'accueillir favorablement la demande du sieur Valibouze.

CONSEIL D'HYGIÈNE
DE L'ARRONDISSEMENT DE BÉZIERS.

Le Conseil d'Hygiène de l'arrondissement de Béziers a tenu quatre séances, en 1877 : le 12 Janvier, le 8 Mars, le 1er Septembre, et le 28 Novembre.

Dans ces quatre séances, le Conseil a reçu communication d'actes administratifs se rattachant à sa réorganisation, et a été appelé à se prononcer sur certains établissements publics ou particuliers, tels que cimetières et entrepôts de dynamite.

ACTES ADMINISTRATIFS.

M. le Sous-Préfet, présidant, la séance du 8 Mai 1877, a donné lecture de l'Arrêté de M. le Préfet, qui nomme Membres du Conseil, pour quatre ans, MM. Thomas, Viguier, Beauquil, Maffre, Perréal, Bonnet, Pons, Bertrand; Bastide, Pharmacien; Gauthier, Médecin-Vétérinaire; Jullien, Ingénieur des Ponts et Chaussées; Trassy, Agent-Voyer de l'arrondissement; Roger, Distillateur; Crozals Négociant, et Rey, Architecte de la ville.

Après l'installation de ces Messieurs, on procède à l'élection du Vice-Président et du Secrétaire :

M. Thomas est appelé à remplir les premières fonctions; M. Bastide, les secondes.

Dans la séance du 1er Septembre, le Conseil procède au tirage au sort des Membres qui devront sortir dans deux ans, conformément à l'article 2 de l'Arrêté du Chef du Pouvoir Exécutif, du 18 Décembre 1848. MM. Bastide, Thomas, Boyer, Perréal, Maffre, Bonnet, Vassas et Viguier sont désignés par le sort et cesseront leurs fonctions en 1879.

A. — Établissements de première classe.

Cimetières. — Les communes de Peret et de Nizas réclament l'autorisation de transférer leurs cimetières du lieu qu'il occupe dans un autre point de leur territoire.

Le Conseil émet un avis favorable à la demande de la commune de Peret, sauf avis contraire de la Commission cantonale qui doit être consultée.

Pour ce qui est de la commune de Nizas, le Conseil demande aussi l'avis de la Commission d'enquête cantonale, et, de plus, le complément du dossier par un plan d'ensemble.

Dynamite (dépôt de). — Le sieur Lafontaine (Louis-Marie), demande l'autorisation d'établir un dépôt de dynamite sur la commune de Boussagues.

Le Conseil émet un avis favorable, fondé sur ce que l'établissement sera établi en rase campagne, à une grande distance de toute habitation et de toute voie de communication de quelque importance. Le résultat affirmatif des enquêtes faites dans toutes les communes voisines de Boussagues, ainsi que le vœu de l'Administration municipale, lui rendant sa tâche facile.

B. — Établissements de deuxième classe.

Chandelles (fabrique de). — Le sieur Roques (Louis), domicilié à Bédarieux, demande l'autorisation d'établir une fabrique de chandelles à Bédarieux, à 1,800 mètres des dernières habitations.

La Commission cantonale ayant émis un avis favorable, le Conseil pense qu'il y a lieu d'accorder l'autorisation demandée.

Distilleries de 3/6. — Les sieurs Basset, de Laurens; Rolland, de Montblanc; Pomarède, de Caux; Boullac, de St-Thibéry; Galibert, de Vendres, demandent l'autorisation d'établir des distilleries de 3/6 dans leurs communes respectives.

De ces diverses demandes, une seule, celle du sieur Galibert (Lucien), de Vendres, ayant donné lieu à de nombreuses oppositions, M. Trassy, membre du Conseil, est délégué pour visiter les lieux et faire un rapport sur la nature de l'usine à fonder, si elle est ambulante ou non, et sur l'écoulement des vinasses; il réclamera, de plus, un plan convenable.

Les quatre autres demandes sont accueillies favorablement, à la condition, pour M. Boullac (Celestin), de St-Thibéry, de construire à ses frais et dans de bonnes conditions un aqueduc réglementaire couvert, pour conduire les vinasses dans le ruisseau qui longe la commune.

Pour le sieur Basset, il devra déverser directement ses vinasses dans le lit du Libron, tandis que M. Rolland, après les avoir recueillies dans un bassin, les transportera dans la rivière de Thongues.

Étamage (atelier d'.) — M. Nas (Marius), demande l'autorisation d'établir un atelier de ce genre, à Bédarieux, sur les bords de la rivière d'Orb.

Avis favorable, aux conditions déjà imposées aux établissements de même ordre.

Fonderie. — Le sieur Vernette (Étienne), domicilié à Béziers, demande l'autorisation d'établir une fonderie dans cette ville.

Le Conseil, ne trouvant pas la demande assez explicitement formulée, la renvoie à son auteur, qui, l'ayant renouvelée, reçut, le 12 Septembre suivant, un accueil favorable, à la condition de se conformer aux prescripitions précédemment imposées d'une cheminée s'élevant au-dessus de la toiture des maisons voisines.

SALUBRITÉ PUBLIQUE.

Vins (plâtrage des). — Le sieur Ramel, négociant, de Béziers, réclame du Conseil son opinion sur les avantages et les inconvénients qui résultent du plâtrage des vins, généralement pratiqué dans le Midi, et de porter son opinion à la connaissance du public par la voie des journaux.

Le Conseil pense qu'il y a lieu de soumettre la question au Conseil central de l'Hérault, siégeant à Montpellier.

CONSEIL CENTRAL D'HYGIÈNE

Siégeant au Chef-Lieu du Département.

Les faits dont le Conseil central d'Hygiène et de Salubrité publiques du département de l'Hérault a dû s'occuper, en 1877, ont donné lieu à des séances ainsi réparties : 10 Février, 12 Juin, 4 Août, 8 Septembre, 21 Octobre ; et les affaires qui y ont été traitées se divisent en actes administratifs et en questions industrielles intéressant plus ou moins directement la salubrité et la sécurité publiques.

ACTES ADMINISTRATIFS.

M. le Préfet de l'Hérault, réorganisant le Conseil, dont plusieurs membres, empêchés, ne prenaient que rarement part à ses travaux, lit, le 12 Juin, un Arrêté, en date du 15 Mai, qui nomme membres du Conseil, avec voix délibérative : MM. Dumas, Moitessier, Bertin, Engel, Professeurs à la Faculté de médecine; Quissac, Espagne, Castan, Docteurs en médecine; Jeanjean, Diacon, Professeurs à l'École de Pharmacie; Bonnet, Docteur en médecine ; Chambert, Loubet, Médecins-Vétérinaires, Marès, Propriétaire; Baldy, Béziers, Négociants; et, avec voix consultative, MM. De Carrière de Castelnau, Ingénieur des Mines; Cor, Chef de bataillon du Génie chargé du casernement; Bésiné, Architecte du département; Fenouil, Agent-Voyer en Chef.

M. le Préfet, ayant installé les membres sus-indiqués, on procède à l'élection du Vice-Président et du Secrétaire; 16 votants donnent 15 voix à M. Dumas, comme Vice-Président, et une à M. Moitessier; M. Bonnet obtient 13 voix sur 16, comme Secrétaire; M. Espagne 2 voix, M. Quissac une. MM. Dumas et Bonnet, sont, en conséquence, installés : le premier, comme Vice-Président; le second, comme Secrétaire.

Dans la séance du 4 Août suivant, il est donné communication d'une décision ministérielle, qui, conformément au Décret organique, fait l'obligation au Conseil de procéder au tirage au sort de la moitié des membres du Conseil qui doivent sortir après deux années d'exercice. Ces membres, sont : MM. Béziers, Bésiné, Loubet, Dumas, Jeanjean, Engel, Espagne, Bonnet et Baldy, qui devront cesser leurs fonctions en Août 1879; les autres membres continueront à faire partie du Conseil pendant quatre ans, et n'en sortiront qu'en 1881.

A. — Établissements de première classe.

Cimetières. — Messieurs les Maires et membres du Conseil municipal des communes de Villetelle, de Notre-Dame-de-Londres, de Frontignan et de Bouzigues, demandent les autorisations nécessaires : pour, dans la dernière commune, remanier sur place, en l'agrandissant, le champ de repos dont dispose la population.

Cette augmentation serait d'une étendue de 532^{m} 20^{c} du côté de l'est, et serait suffisante pour accueillir les nouvelles demandes de concessions. Les terrains qui y étaient consacrés étant aujourd'hui entièrement occupés, toute concession nouvelle ne peut avoir lieu qu'à la condition de restreindre le sol réservé aux inhumations communes.

Aucune opposition à ce projet ne s'est, du reste, produite dans l'enquête, et M. Dumas, Rapporteur, propose au Conseil d'émettre un avis favorable à la demande qui lui est faite, car l'agrandissement projeté est non seulement utile, mais avantageux, comme l'enquête l'a prouvé. Le Conseil, adoptant les conclusions de son Rapporteur, émet un avis favorable.

L'importance toujours croissante de la population de la Peyrade, déjà dotée d'une église et d'un desservant spécial, a motivé, de la part du Conseil municipal de Frontignan, la demande d'y créer un cimetière sur un terrain appartenant au sieur Cros, et qui serait exclusivement consacré à l'inhumation des habitants de ce bourg et des campagnes environnantes.

M. Dumas expose au Conseil que, dans la demande faite, à l'unanimité, par le Conseil municipal de Frontignan, qui admet en principe la convenance de la création d'un champ de repos à proximité de la population qui doit en bénéficier, se trouvent quelques difficultés de détail dépendant du peu de profondeur des terrains choisis.

Ce terrain présente, en effet, une profondeur de terre de 60 centimètres d'épaisseur, à laquelle fait suite une couche de pierre de 50 centimètres de profondeur ; à cette couche en succède une troisième, composée de terre, au-dessous de laquelle on retrouve le rocher, de sorte qu'il ne serait possible de donner aux fosses qu'une profondeur moyenne de 1^{m}10^{c} au lieu de 2 mètres au minimum qu'il convient de leur donner.

Pour obvier aux inconvénients précités et entrer, autant que faire se peut, dans les limites de la loi, M. le Rapporteur propose, dans le cas où l'on ne pourrait pas trouver dans le bourg de la Peyrade un terrain plus conforme aux règlements existants, d'exhausser et de niveler les terrains de l'emplacement indiqué, au moyen de terres rapportées, de sorte que l'on puisse donner à toutes les fosses une profondeur de 2 mètres au minimum.

Le Conseil, adoptant ces conclusions, est d'avis qu'il y a lieu d'autoriser la commune de Frontignan à construire le cimetière proposé aux conditions imposées ci-dessus, toutes les autres étant remplies, d'ailleurs, de manière à assurer le service, c'est-à-dire que l'étendue du terrain soit suffisante pour satisfaire aux besoins de la population, qui, donnant une moyenne de 14 décès par an, nécessite une surface de près de 500 mètres, qui suffirait largement aux besoins du service et aux accessoires qu'il entraîne à sa suite.

Enfin, les communes de Villetelle et de Notre-Dame-de-Londres demandent l'autorisation de transférer leurs cimetières dans des lieux plus convenables que ceux qu'ils occupent actuellement.

Les demandes de MM. les Maires et des Conseils municipaux des communes de Notre-Dame-de-Londres et de Villetelle se fondent sur ce que les cimetières actuels sont, dans le village, attenants à l'église, par conséquent au milieu des habitations : que leur peu d'étendue les rend insuffisants pour toute sépulture nouvelle, que le sous-sol de rocher n'est pas à plus de 87 centimètres de la surface, ce qui non seulement ne permet pas de creuser les fosses à la profondeur réglementaire, mais expose même à découvrir des débris humains non encore décomposés, comme cela a eu lieu, en 1877, dans la commune de Villetelle. A ces conditions, qui sont non seulement en contradiction flagrante avec les lois et règlements, mais qui compromettent la sécurité publique, par suite des émanations putrides qui s'échappent de ces champs de repos, s'ajoute, pour la commune de Villetelle, la possibilité de voir les eaux de la fontaine publique, placée en contre-bas du cimetière, à être souillée par les eaux de filtration qui en proviennent.

Des difficultés inhérentes à la constitution géologique des terrains ont rendu, dans l'une et l'autre localité, le choix d'un terrain bien disposé, fort difficile ; mais, après de nombreuses recherches, on a trouvé un emplacement convenable sur la propriété de M. Pajière, pour Notre-Dame-de-Londres ; sur celle du marquis de Rochemore, pour la commune de Villetelle.

Dans l'une comme dans l'autre localité, dit M. Dumas Rapporteur, les cimetières projetés sont à une distance convenable des habitations, d'un abord facile, et la composition des terrains est de nature à ce que toutes les conditions voulues par la loi soient complètement remplies.

De forme rectangulaire pour Notre-Dame-de-Londres, le cimetière de cette commune a une étendue de 1376 mètres de surface, qui, abstraction faite des concessions perpétuelles et trentenaires aussi bien que des aménagements accessoires, permettra de ne renouveler les inhumations, sur les points déjà occupés, qu'après plus de quinze ans de possession, la loi n'en imposant que cinq.

Dans la commune de Villetelle, l'établissement projeté est en forme de quadrilatère un peu irrégulier et d'une contenance de 10 ares qui, pour une population de 134 personnes, donnant une moyenne de 2 décès 2/5mes, par an, élève, pour cinq années, leur chiffre à 12, auxquels pourront largement suffire les conditions d'installation projetée.

A ces divers points de vue, M. le Rapporteur émet un avis favorable aux demandes des Administrations municipales de Notre-Dame-de-Londres et de Villetelle, propositions qui sont accueillies par le Conseil.

Dynamite (Entrepôt de). — Dans notre fascicule de 1876, nous avons déjà fait connaître les intéressants débats qui se sont élevés à propos de la demande de M. Mialane, de créer, sur le territoire de la commune de Lunas, un entrepôt de ce genre, et nous y avions consigné la décision de Son Excellence M. le Ministre de l'Agriculture du Commerce et des Travaux Publics, qui autorisait la création de l'établissement projeté, bien que la distance entre le terrain choisi et la commune de Lunas, ne fût que de 400 mètres au lieu de 500, comme l'exige le Décret de 1810, pour tous les établissements dangereux ou insalubres de première classe.

Nous avions même, à cette occasion, fait allusion, page 22 du même Rapport général, à la décision prise, le 15 Juin 1877, en faveur de la demande en autorisation; il nous reste à faire connaître la décision ultérieure du Chef de l'État, qui, à la date du 2 Juillet 1877, Décrète :

Art. 1er. — Le sieur Mialane (André), est autorisé a établir, dans un terrain lui appartenant, sur le territoire de la commune de Lunas (Hérault), et dont l'emplacement est marqué sur le plan joint à sa demande, un dépôt de dynamite de 1re classe.

Art. 2. — Le dépôt sera placé à 350 mètres au moins de toute habitation, et spécialement de l'église et du presbytère de Lunas.

Le magasin devant contenir la dynamite sera construit en bois sur dés en pierre; il sera recouvert d'une toiture légère.

Il sera établi, tout au tour du magasin, une levée de terre de 3 mètres au moins de hauteur et de 6 mètres au moins de largeur à la base avec talus incliné à 1 de base pour 1 de hauteur.

La largeur de la levée, au couronnement, sera d'au moins 50 centimètres.

Sur le côté extérieur de la levée, à 1 mètre de distance, il sera creusé un fossé de 2 mètres d'ouverture au niveau du sol, de 1 mètre de profondeur, puis, à une distance convenable du fossé, il sera planté une haie d'arbrisseaux, d'arbustes qui seront taillés de manière à ne pas dépasser la hauteur de 3 mètres.

Art. 3. — Avant tout commencement d'exécution, le permissionnaire soumettra les projets de détail du magasin et des autres locaux prescrits à l'article précédent, avec les plans, coupes à l'appui, à M. le Préfet du département, qui statuera après avoir pris l'avis des Ingénieurs des Ponts et Chaussées ou des Ingénieurs des Mines du département.

Art. 4. — Le dépôt ne pourra contenir à la fois plus de mille kilogrammes de dynamite.

Art. 5. — La manutention du dépôt sera confiée à des hommes de choix.

Les matières inflammables autres que la dynamite, et spécialement les amorces fulminantes, les matières en ignition, les pierres siliceuses, les outils en fer en seront formellement exclus.

Le dépôt sera constamment fermé pendant la nuit.

Art. 6. — Les caissons de cartouches de dynamite seront emmagasinés, de manière à éviter l'encombrement et à faciliter la vérification des employés des Contributions Indirectes.

Le permissionnaire devra fournir à ces employés les mains-d'œuvre, les poids, balances et autres ustensiles nécessaires aux vérifications qu'ils ont à faire.

Art. 7. — Aucun changement ne pourra être apporté aux dispositions prescrites pour l'établissement du dépôt, qu'en vertu d'une décision spéciale du Ministre de l'Agriculture et du Commerce, ou, s'il y a lieu, à une nouvelle enquête.

Art. 8. — A toute époque, l'Administration supérieure pourra prescrire toutes les autres mesures qui seraient jugées nécessaires pour garantir la sûreté publique et les intérêts du Trésor, et le permissionnaire sera tenu de s'y soumettre.

Art. 9. — Le permissionnaire devra, d'ailleurs, se conformer à toutes les dispositions de la Loi du 8 Mars 1875, sur la dynamite, et des règlements d'administration publique, du 26 Août 1853, ainsi qu'aux lois et règlements qui régissent les établissements dangereux, insalubres ou incommodes de 1re classe.

Une question de même nature a été soumise, en 1877, au Conseil, par le sieur Lafontaine (Louis-Amédée), ancien militaire, débitant de tabac, au Bousquet d'Orb, tendant à être autorisé à créer un dépôt de dynamite de première classe sur le territoire de la commune de

Boussagues, arrondissement de Béziers, sur un point limitrophe de la commune de St-Martin-d'Orb, arrondissement de Lodève.

M. Dumas, Rapporteur, propose au Conseil d'accueillir favorablement la demande qui lui est soumise, conformément aux avis favorables du Conseil d'Hygiène et de M. le Sous-Préfet de l'arrondissement de Béziers.

Conclusion qui est adoptée par le conseil.

Cette intervention du Conseil central d'Hygiène et de Salubrité publiques du département, aussi bien que celle de M. le Préfet, n'étant qu'un des nombreux éléments de l'enquête, et l'autorisation à intervenir étant complètement réservée au Chef de l'État (art. 3 et 4 du Décret du 24 Août 1875), ce ne sera que plus tard que nous pourrons faire connaître à nos lecteurs les conditions auxquelles cette autorisation sera accordée.

Huile d'aspic (Distilleries d'). — Le sieur Manival (Hippolyte), domicilié à Villeveyrac, demande l'autorisation d'établir une distillerie d'huile d'aspic, dans un magasin situé au dehors du village et longeant le Chemin de Grande communication N° 2, de Cette à Bédarieux, section A, N° 520.

M. Bonnet, Rapporteur, expose au Conseil que le Décret du 31 Décembre 1866 a rangé les distilleries d'huile d'aspic dans la première classe des établissements incommodes ou insalubres. D'après la jurisprudence, les établissements de cet ordre ne peuvent être autorisés et établis qu'à une distance de 500 mètres au moins des habitations. Le plan joint à la demande indiquant le lieu choisi comme presque contigu aux habitations. M. Bonnet propose le rejet de la demande, proposition qui est adoptée par le Conseil.

Os frais entrepôt d'. — Les soussignés Bouisson (Jacques), Hautebon (Jacques-Honoré), Mme Ve Servent, Mme Epouse Servent, tous tripiers à l'abattoir de la ville de Montpellier, demandent l'autorisation de continuer leurs entrepôts d'os frais, Quai-des-Tanneurs, maison Galtier.

M. Bonnet, Rapporteur, expose au Conseil que ces divers industriels avaient établi et exploitaient depuis longtemps et sans autorisation ce genre d'industrie, mais que l'odeur infecte qui se dégageait de leurs établissements ainsi que le nombre toujours croissant de grosses mouches que cette odeur attirait, avaient, en fin de compte, amené des plaintes de la part des voisins.

M. le Commissaire de police du 1er canton, ayant constaté à plusieurs reprises l'exactitude et la justesse des plaintes formulées, a poursuivi les demandeurs devant le Tribunal de simple police, pour qu'ils eussent à fermer leurs établissements ou à demander une autorisation.

C'est à cette dernière manière de procéder qu'ils se sont arrêtés. Une enquête ayant eu lieu, tous les voisins ont fait opposition, et MM. les Commissaires de police, aussi bien que M. le Maire de Montpellier, considérant que les entrepôts de ce genre sont rangés dans la première classe des établissements incommodes, dangereux ou insalubres, concluent qu'il faut repousser la demande.

Considérant que ces oppositions sont parfaitement légitimes et fondées, car, l'établissement en faveur duquel on sollicite une autorisation, serait un foyer d'infection et d'insalubrité on ne peut plus dangereux, le Rapporteur déclare qu'il y a lieu de refuser aux demandeurs l'autorisation qu'ils sollicitent, conclusion que le Conseil, à l'unanimité, a corroboré de son vote.

Pétrole (épuration de). — M. Bastide, négociant, domicilié à Nimes, demande à établir une raffinerie de pétrole à Frontignan, section B, N° 678 du plan cadastral, sur un terrain appartenant au sieur Martial Bertrand, situé sur la grande route de Montpellier à Cette, à 600 mètres des premières maisons de Frontignan et à 800 mètres des remparts.

L'enquête faite dans les communes de Frontignan, Cette, Balaruc-les-Bains et Mireval, a donné un résultat satisfaisant, car elle n'a soulevé aucune opposition.

M. Bonnet, Rapporteur, expose que le dossier, se trouvant incomplet, il a dû réclamer du sieur Bastide, demandeur, un plan des lieux régulier et suffisamment étudié, et un plan intérieur, aussi bien que les indications exigées par l'article 5 de l'ordonnance de police du 5 Novembre 1840, et il conclut à l'autorisation demandée, sous les conditions ci-après :

1° Obligation, conformément à l'article 5 de la Loi du 19 Mai 1873, d'établir ses ateliers dans un endroit clos par des murs en maçonnerie de 2m50c de hauteur au moins, ayant sur la voie publique une seule entrée qui doit être garnie d'une porte pleine, solidement ferrée et fermant à clef.

Cette porte d'entrée sera fermée depuis la chute du jour jusqu'au matin; la clef sera déposée, durant cet intervalle, entre les mains de l'exploitant ou d'un gardien désigné par lui. Durant le jour, l'entrée et la sortie des ouvriers et charretiers seront surveillées par ce préposé.

2° L'enceinte ne devra renfermer d'autre logement habité pendant la nuit, que celui qui pourra être établi pour un portier-gardien et sa famille.

Cette habitation elle-même aura son entrée particulière, et sera séparée du reste de l'enceinte par un mur de 1m20c de hauteur au moins, sans aucune ouverture.

3° La plus petite distance de l'enceinte aux maisons d'habitation des bâtiments quelconques appartenant à des tiers, ne pourra être de moins de 5 mètres pour les magasins de la première classe et de 4 mètres pour ceux de la deuxième.

4° Les appareils fixes ou les réservoirs contenant des liquides auront leur paroi à une distance de 50 centimètres au moins de la face intérieure du mur d'enceinte, et seront disposés de manière à pouvoir être toujours facilement inspectés et surveillés.

5° Le sol du magasin sera dallé, carrelé ou bétonné, avec pentes et rigoles disposées de manière à amener les liquides qui seraient répandus accidentellement dans une ou plusieurs citernes étanches, ayant ensemble une capacité suffisante pour contenir la totalité des liquides emmagasinés, et maintenues toujours en état de service.

Si le sol du magasin est en contre-bas du sol environnant, ou s'il est protégé par un terrassement ou massif continu sans aucune ouverture, la cuvette ainsi formée tiendra lieu, jusqu'à concurrence de sa capacité, des citernes prescrites au paragraphe précédent.

6° Le magasin pourra être à découvert, en plein air, s'il est enfermé dans un bâtiment ou hangar. Ce bâtiment ou hangar sera construit en matériaux incombustibles, non surmonté d'étages, bien éclairé par la lumière du jour et largement ventilé avec des ouvertures ménagées dans la toiture.

7° Les liquides emmagasinés seront contenus dans des récipients en métal munis de couvercles mobiles, soit dans des fûts en bois cerclés de fer.

Le transvasement des liquides de la première catégorie d'un récipient dans un autre, situé dans un niveau plus élevé, se fera toujours au moyen d'une pompe fixe et étanche.

Les fûts vides ainsi que les débris d'emballage seront placés hors du magasin.

8° Toutes les réceptions, manipulations et expéditions des liquides seront faites à la clarté du jour ; durant la nuit, l'entrée dans les magasins est absolument interdite.

Il est également interdit d'y allumer et d'y apporter du feu, des lumières, des allumettes et d'y fumer. Cette interdiction sera écrite en caractères bien apparents sur le parement extérieur du mur, du côté de la porte d'entrée.

10° Une quantité de sable ou de terre, proportionnée à l'importance des approvisionnements, sera conservée à proximité du magasin, pour servir à éteindre un commencement d'incendie, s'il venait à se déclarer.

11° Élever la cheminée à 15 mètres au moins au-dessus du sol.

12° Les fûts ou barils contenant les huiles brutes de pétrole, seront, à leur arrivée dans l'usine, enterrées dans la partie de l'enclos située à l'opposé des bâtiments; on les enlèvera au fur et à mesure des besoin de la fabrication.

13° *Les eaux de lavage seront transportées, à l'aide d'un conduit, dans un puits perdu situé au centre de la propriété.*

14° La chaudière et la machine à vapeur servant à faire marcher les pompes et les batteurs de la raffinerie, seront recouvertes de maçonnerie; la chaudière à goudron servira à distiller les produits lourds qui restent, après l'épuration, au fond des chaudières à huile.

15° Le sieur Bastide sera tenu, en outre, de se conformer à toutes les mesures de précaution et aux dispositions que l'Administration pourrait juger utile de lui prescrire, ultérieurement, dans l'intérêt de la sécurité et de la salubrité publiques.

16° Le Maire de Frontignan est chargé d'assurer l'exécution du présent Arrêté, qui devra être immédiatement notifié dans la forme administrative, à la partie intéressée.

L'Administration centrale ayant seule le droit d'autoriser les exploitations de ce genre, le projet d'Arrêté de M. le Préfet de l'Hérault fut soumis à l'approbation de M. le Ministre de l'Agriculture et du Commerce, conformément au § 9 de l'article 5 du Décret du 19 Avril 1873.

Par dépêche du 30 Octobre 1877, M. le Ministre informe M. le Préfet de l'Hérault : « que le Comité con-
» sultatif des Arts et Manufactures, qu'il avait chargé de
» l'examen du document précité, estime, qu'avant de se
» prononcer, des explications sont nécessaires au sujet de
» la condition relative à l'évacuation des eaux de lavage
» dans un puits perdu, situé au centre de la propriété
» du fabricant. Il importe, en effet, de savoir, si, par sa
» position et son voisinage des nappes souterraines,
» ce puits n'est pas susceptible d'infecter les eaux ou le
» sol hors des limites de ladite propriété. C'est là une
» question qui pourra être utilement étudiée par le
» Conseil d'Hygiène de l'arrondissement, et je vous prie
» de vouloir bien la lui soumettre. »

C'est à la suite de cette observation, que le Conseil a eu à s'occuper de cette question, dans sa séance du 10 Janvier 1878, comme nous le verrons dans le Compte-Rendu des travaux du Conseil, de l'année prochaine.

Porcheries. — Les sieurs Mottres, éleveur de bestiaux, et Pommier, domiciliés à Montpellier, demandent l'autorisation d'établir des porcheries : le premier, au tènement du Roc-de-Pézenas, section J, parcelle 1062 du plan cadastral ; le second, au jardin qu'il habite, sur la route de Toulouse.

Des oppositions nombreuses sont intervenues dans les deux enquêtes, et M. Vergnet, dont la petite maison de campagne n'est située qu'à 2 mètres des locaux choisis par M. Mottres, s'oppose formellement à l'installation projetée.

La demande de M. Pommier a été l'objet d'un avis défavorable de M. le Maire ; et M. Chambert, Rapporteur, propose le rejet de sa demande, ce qui est accepté par le Conseil.

Il n'en est pas de même pour celle du sieur Mottres, que M. le Rapporteur propose d'autoriser en dépit de l'énergique opposition du sieur Verguet. Il estime que l'établissement projeté sera convenablement installé, et que si le sieur Vergnet peut avoir à souffrir du voisinage imposé par l'Arrêté d'autorisation, l'importunité qui en sera la conséquence sera bien restreinte, puisque l'opposant n'habite pas sa maison de campagne, qui n'est qu'un pied-à-terre où il ne passe que quelques heures le dimanche ou jours fériés ; qu'il y a donc lieu de passer outre et d'accorder l'autorisation demandée par le sieur Mottres.

Tout en reconnaissant la parfaite compétence de M. le Rapporteur, M. Dumas émet un avis tout contraire aux conclusions précitées, car il ne peut oublier que les porcheries, rangées dans la première classe des établissements dangereux, insalubres ou incommodes, entraînent, à la suite de leurs exploitations, de nombreux et graves inconvénients quelles que soient, d'ailleurs, les conditions d'installation et de surveillance dont elles sont l'objet. Aussi n'hésite-t-il pas à penser que le Conseil ne saurait être trop sévère sur le choix des emplacements et sur les conditions à imposer, car il ne lui appartient, à aucun point de vue, de faire bon marché des intérêts des tiers, et, en particulier, de ceux du sieur Vergnet, dont la campagne est à trop petite distance de l'établissement projeté pour qu'on puisse lui imposer un pareil voisinage, même pendant quelques heures seulement.

Grâce aux réflexions émises par M. Dumas et à la discussion assez prolongée qu'elles ont motivé, le Conseil, reconnaissant qu'il s'agit d'un établissement de première classe, dont l'installation n'est déclarée possible qu'à 500 mètres de toute habitation, est d'avis, par quatre voix contre trois, qu'il y a lieu de n'accorder qu'une autorisation temporaire limitée à une seule année et aux conditions ci-après :

1° La consistance de la porcherie est fixée à 25 têtes de porc, nombre fixé par le demandeur lui-même, dans sa lettre du 29 Janvier; — 2° Les porcs seront divisés en trois compartiments, pour en faciliter le triage et séparer les cochons malades des porcs sains, les gros des petits; — 3° Disposer les portes et croisées, de manière à rendre facile leurs ouvertures ou leur occlusion; — 4° Paver les cours et les locaux occupés par les animaux, avec ruisseau d'écoulement, qui sera facilité par une inclinaison suffisante du sol; — 5° établir des auges en pierre ou en fonte pour abreuver les pensionnaires; — 6° Défense d'extraire des graisses ou des huiles des aliments destinés à la nourriture des porcs; d'employer à ce nourrissage des débris putréfiés, des abattoirs, des pains de creton, des chairs ou des débris d'animaux; — 7° La distribution de la nourriture ne pourra avoir lieu que dans des cours non ouvertes garnies d'auges en pierre dure et dans lesquelles ne sera admis aucune litière, dans le but d'en rendre facile le nettoyage quotidien; — 8° Les litières seront renouvelées le plus fréquemment possible; — 9° Les fumiers seront enlevés une fois au moins par semaine, en hiver, et deux fois en été; — 10° Toute fabrication d'engrais est rigoureusement interdite; — 11° Bien que la jurisprudence du Conseil soit contraire, les eaux sales et les urines seront reçues dans une citerne étanche pourvue d'une cuvette à syphon fermant hermétiquement et ne laissant passer que les eaux; elle sera vidée comme les fosses; — 12° Défense d'abattre des porcs, d'établir une fonte de suif ou de graisses.

Le désaccord qui, dans l'espèce, a divisé en deux camps les membres du Conseil appelés à se prononcer sur la question qui précède, l'avis d'autorisation n'ayant pas été, d'ailleurs, accueilli favorablement par l'Autorité préfectorale, qui a refusé de le sanctionner, nous permettant de penser que bien des personnes ignorent les sérieux inconvénients qui sont inhérents aux porcheries d'une certaine importance, nous croyons utile de reproduire ici les considérants invoqués par les membres du Conseil d'Hygiène publique et de Salubrité du département de la Seine.

Les Rapports généraux, publiés en 1861, 1864 et 1870, ne peuvent, en effet, laisser le moindre doute sur ce que nous disions, dans la séance du 25 Avril 1876, sur l'importance qu'il y a pour les Conseils d'Hygiène à se montrer bien sévères sur le choix des emplacements est des conditions à imposer.

Ce n'est pas sans raison, dit, en effet, M. Trébuchet, dès 1861, que les porcheries ont été rangées dans la première classe des établissements insalubres. Leurs exploitations entraînent des inconvénients si graves et si nombreux, qu'il est si difficile de prévenir, quelles que soient, d'ailleurs, les conditions prescrites.

Ces établissements nuisent, en effet, non seulement par l'odeur, résultant des toits à porc, et des urines très abondantes que rendent les animaux qui y sont entretenus, quand ils sont nourris avec des substances liquides, mais par les cris qu'ils poussent, etc., etc., souvent aussi par l'odeur des substances qui, notamment dans les grandes villes, servent à la nourriture des élèves, par les émanations que produisent les vases destinés à contenir les aliments et qu'une excessive propreté, en admettant qu'elle fût possible dans de pareils établissements, serait insuffisant à faire disparaître; ajoutons, comme surcroît d'insalubrité, qu'une porcherie est toujours, et par mesure d'économie, accompagnée de l'élevage de volailles, de canards, de lapins, etc.

Un grand éloignement de toute habitation est donc indispensable, aussi bien que l'écoulement facile de toutes les eaux, qui ne sauraient être réunies, sans de graves inconvénients, dans des puisards.

Les conditions imposées devront, dès lors, être les mêmes que celles qui sont prescrites pour les abattoirs, en y ajoutant l'obligation de renouveler les litières le plus souvent possible, et la défense: 1° d'extraire des graisses ou des huiles des aliments destinés à la nourriture des porcs; 2° d'employer à cette nourriture des débris putréfiés des abattoirs, et les pains de creton, qui sont une fort mauvaise nourriture pour tous les animaux; 3° d'abattre de ces animaux dans l'établissement.

Un mode de nourriture avec la chair crue de cheval jetée sur le sol de la porcherie, a été, à une certaine époque, pratiquée à l'École d'Alfort, mais l'infection qui résultait de ce mode de nourriture a fait supprimer la porcherie, tous les soins pris par l'administration de l'école, pour en atténuer les inconvénients, ayant été sans résultats.

Le Conseil a pensé que les viandes ainsi placées sur le sol donnaient lieu à la formation d'un cloaque infect; le liquide qui s'écoule de cette viande, quelque peu abondant qu'il soit, mêlé aux urines et aux excréments, est une cause d'exhalation putride.

Le projet de ne donner que la quantité de nourriture nécessaire pour la consommation du jour est inexécutable; car, pour que les animaux de boucherie soient nourris fructueusement, il faut qu'ils reçoivent beaucoup plus que la ration d'entretien; il faut qu'ils aient, en plus, une ration d'accroissement et d'engrais; il faut, enfin, qu'ils soient rassasiés. On est donc fatalement entraînés à donner à ces animaux, non seulement autant qu'ils peuvent consommer, mais un peu plus même pour que les forts et les plus voraces ne mangent pas trop au détriment des plus faibles, d'où les débris qui restent sur le sol.

Pour ce motif, il faut que les porcs d'élevage soient séparés des porcs d'engrais. Que les premiers soient divisés selon leur âge; que la distribution de la nourriture ne puisse se faire que dans des cours non couvertes et garnies d'auges en pierre dure; qu'on ne mette pas de litière dans les cours, afin qu'elles puissent être facilement nettoyées tous les jours; que les chairs provinssent d'animaux abattus la veille en dehors de l'établissement, et que, sous aucun prétexte, on ne fît d'approvisionnements de chairs ou de débris d'animaux; qu'il ne soit, enfin, établi ni fonte de suif, ni fonte de graisse.

En résumé, les porcheries constituent des établissements insalubres *au premier chef*, et doivent être l'objet d'une surveillance très active, à cause de l'incurie de ceux qui les exploitent. Rien de plus hideux, de plus repoussant que quelques-uns de ces établissements, tant leurs propriétaires semblent avoir à tâche de se mettre en opposition avec toutes les règles de l'hygiène et de la salubrité, d'où nécessité de les soumettre à une réglementation sévère, et nécessité non moins grande d'une surveillance active, amenant la suppression de celles qui ne sont pas établies suivant les conditions voulues, et consistant :

1° A diviser les porcs en trois compartiments ;

2° Construire des auges en pierre ou en fonte, auprès des bornes-fontaines, pour l'abreuvage ;

3° Enlever, au moins deux fois par semaine, les fumiers déposés dans les coches ;

4° N'avoir dans l'établissement aucun fourneau destiné à cuire des aliments pour les porcs ; ces aliments doivent toujours être frais, sans odeur ; il ne doit y entrer aucune substance animale ;

5° Établir des réservoirs d'eau d'une capacité déterminée suivant l'importance de l'établissement, et maintenir ces réservoirs toujours pleins ;

6° Diriger des conduites d'eau dans tous les bâtiments ;

7° Paver toutes cours avec ruisseaux d'écoulement et tous les locaux occupés par les animaux ;

8° Conduire, par des caniveaux couverts, toutes les eaux de lavage et les urines dans un égout ou dans un cours d'eau.

Les faits observés depuis l'époque à laquelle se rattachent les documents précités, n'ont fait que corroborer la justesse des appréciations qui y sont formulées; car, MM. Trébuchet, en 1866, et Lamier, en 1870, ajoutaient : le premier, que la limitation du nombre des porcs et la durée des autorisations devaient être prises aussi en considération; car, en dépit des lavages fréquents, malgré la bonne construction et la propreté des loges à porc, les porcheries ne tardent pas à être fort incommodes. Les instruments, les vases surtout, qui reçoivent les liquides fermentescibles, contractent une odeur que les lavages ne suffisent pas à faire disparaître; de sorte que, pour peu que des soins vigilants et de tous les instants fassent défaut, ces établissements deviennent une source d'inconvénients on ne peut plus graves pour le voisinage, et, en particulier, pour les chemins de fer ou autre voie de communication importante.

Entrant dans la même voie, M. Lamier, en 1870, n'hésite pas à considérer comme première condition de ces établissements, d'être éloignés de tout centre habité, puisque en dépit de la bonne tenue des lieux et des animaux, une odeur des plus infectes et des plus désagréables se répand dans le voisinage.

Aussi, conclu-t-il que la création et l'extension de ces établissements ne doivent point être tolérées lorsque les emplacements choisis, quoique à une certaine distance des habitations, ne permettent pas d'assurer un facile écoulement des urines et des eaux de lavage. Les propositions d'autorisation ayant lieu avec des réserves de n'avoir dans l'établissement qu'un certain nombre d'élèves, de limiter de cinq à dix ans la durée du droit d'exploitation, afin de prévenir la perpétuité d'existence d'établissements dont tous les inconvénients n'auraient pu être prévus, par suite d'infection possible des cours d'eau, des puits, d'où interdiction absolue de laisser couler les eaux dans les ruisseaux longeant les routes.

B. — Établissements de deuxième classe.

Salaisons (atelier de). — Chauvain (Baptiste), demande l'autorisation d'établir un atelier de salaison de poisson, à Cette, Quai-de-la-Ville, N° 40.

Les divers négociants en vins établis sur ce quai ont fait opposition dans l'enquête. M. Bonnet, Rapporteur, expose que le 26 Février 1859, M. le Commissaire de police ayant procédé à une vérification des lieux et du domicile des saleurs de Cette, établis au voisinage de la Consigne et sur le Quai-de-la-Ville, avait reconnu la nécessité d'éloigner de ce quartier les ateliers, qui étaient une cause permanente d'insalubrité. Il avait été d'avis : 1° qu'il y avait lieu de refuser l'autorisation demandée par les pétitionnaires en instance ; 2° que toute autorisation devait être refusée, à l'avenir, soit sur le Quai-de-la-Consigne ou de la Ville, ce qui avait déterminé le rejet de la demande du sieur Chauvain, les 22 Novembre 1860 et 19 Septembre 1861.

C'est pour la quatrième fois que le sieur Chauvain renouvelle ses tentatives auprès du Conseil. M. Bonnet conclut au rejet de la demande, ce qui est accepté.

Hauts-Fourneaux. — Le sieur Dupin, propriétaire, domicilié à Montpellier, agissant au nom d'une compagnie, demande l'autorisation d'établir de hauts-fourneaux pour la fusion des minerais de fer, sur le territoire de la commune de Balaruc-les-Bains, au tènement du Planas, section B, parcelles 587, 590, 591, 594, 595 et 596.

A défaut de toute opposition dans l'enquête et sur le Rapport favorable de M. De Currière de Castelnau, Ingénieur des Mines, qui conclut à l'autorisation, le Conseil émet un avis favorable.

Gaz (usine à). — Le sieur Mallet, Administrateur-Directeur de l'usine à gaz de Béziers, demande à transporter, sur le terrain du sieur Privat, longeant le chemin de l'Albigeois, en face l'usine à gaz, toute la partie de cette usine concernant la production du gaz, son épuration et le traitement des eaux ammoniacales pour extraire les sels ammoniacaux.

Le sieur Milhau (Jean), domicilié à Pézenas, demande d'être autorisé à créer une usine à gaz dans la commune de Clermont, sur la parcelle 761, section E, sur l'emplacement indiqué sur le plan annexé au dossier.

M. Duponchel, chargé du Rapport, sur la demande du sieur Mallet, considérant que les constructions à faire exigent un certain temps, et qu'il y a lieu de ne pas retarder les travaux, propose au Conseil d'admettre en principe que l'autorisation pourra être accordée, mais que le sieur Mallet doit, au préalable, fournir, sans retard, tous les renseignements relatifs à l'établissement du gazomètre, des appareils d'épuration et de fabrication des produits nécessaires, ainsi que des voies par lesquelles s'évacueront les eaux vannes, ces renseignements étant de première nécessité pour déterminer les conditions d'exploitation.

Le Conseil approuve les conclusions de son Rapporteur. Il en fait de même pour la demande du sieur Milhaud.

M. Cor, Rapporteur, expose au Conseil que des oppositions sont intervenues dans l'enquête. M. le Maire et le Conseil municipal de Clermont, le Conseil d'Hygiène et M. le Sous-Préfet de Lodève, ayant émis des avis favorables, il conclut à l'autorisation demandée, sous la condition que cette usine à gaz sera établie conformément aux prescriptions du Décret du 9 Janvier 1867, ainsi conçues :

Art. 1er — Les usines et ateliers de fabrication du gaz d'éclairage et de chauffage pour l'usage public, et les gazomètres qui en dépendent, sont soumis aux conditions ci-après.

Art. 2. — Les usines sont fermées par un mur d'enceinte ou une clôture solide en bois de 3 mètres de hauteur au moins, et les ateliers de fabrication et les gazomètres sont à la distance de 50 mètres au moins des maisons d'habitation voisines.

Art. 3. — Les ateliers de distillation et tous les bâtiments attenants seront construits et couverts en matériaux incombustibles.

Art. 4. — La ventillation desdits ateliers doit être assurée par des ouvertures suffisamment larges et nombreuses ménagées dans les parties latérales et les parties supérieures du toit.

Art. 5. — Les appareils de condensation seront établis, en plein air, dans des bâtiments dont la ventilation est assurée comme celle des ateliers de distillation.

Art. 6. — Les appareils d'épuration sont placés vers le centre de l'usine, en plein air, ou dans des bâtiments dont la ventilation est assurée comme celle des ateliers de distillation et de condensation.

Art. 7. — Les eaux ammoniacales et les goudrons, produits par la distillation, qu'on n'enlèverait pas immédiatement, seront recueillis dans des citernes closes et qui devront être parfaitement étanches.

Art. 8. — L'épuration sera pratiquée et conduite avec les soins et précautions nécessaires pour qu'aucune odeur incommode ne se répande au dehors de l'enceinte de l'usine. La chaux ou les laits de chaux, s'il en est fait usage, seront enlevés chaque jour dans des vases ou tombereaux fermant hermétiquement et transportés dans une voirie ou dans un local désigné par l'autorité compétente.

Art. 9. — Les eaux de condensation peuvent être traitées dans l'usine elle-même, pour en extraire les sels ammoniacaux qu'elles contiennent, à la condition que les ateliers seront établis sur la partie centrale de l'usine, qu'il n'en sortira aucune exhalation nuisible ou incommode pour les habitations du voisinage, et que l'écoulement des eaux perdues sera assuré sans inconvénients pour les voisins.

Art. 10. — Les goudrons ne pourront être brûlés dans les cendriers et dans les fourneaux qu'autant qu'il n'en résultera à l'extérieur ni fumée, ni odeur.

Art. 11. — Les bassins dans lesquels plongent les gazomètres sont complètement étanches; ils seront construits en pierre ou en briques, à bain de mortier hydraulique, en tôle ou fonte.

Art. 12. — Les gazomètres seront établis à l'air libre; la cloche de chacun d'eux sera maintenue entre des guides fixes, solidement établis, de manière que, dans son mouvement, son axe ne s'écarte pas de la verticale. La course ascendante en sera limitée de telle sorte, que lorsque la cloche atteindra cette limite, son bord inférieur soit encore à un niveau inférieur de 50 centimètres au moins au bord du bassin ou cuve.

La force élastique du gaz, dans l'intérieur du gazomètre, sera toujours maintenue au-dessous de la pression atmosphérique; elle sera indiquée par un manomètre bien apparent.

Art. 13. — Les usines et appareils mentionnés ci-dessus, pourront, en outre, être assujettis aux mesures de précautions et dispositions qui seraient reconnues utiles dans l'intérêt de la sûreté et de la salubrité publiques, et qui seraient déterminées par un règlement d'administration publique.

Art. 14. — Les usines et ateliers régis par le présent Décret, seront soumis à l'inspection de l'autorité municipale, chargée de veiller à ce que les conditions prescrites soient observées.

Art. 15. — Les dispositions de l'Ordonnance précitée, du 27 Janvier 1846, sont et demeurent rapportées.

Art. 16. — Notre Ministre, Secrétaire d'État au Département de l'Agriculture, du Commerce et des Travaux Publics, est chargé de l'exécution du présent Décret, qui sera inséré au *Bulletin des Lois*.

Fait au Palais des Tuileries, le 9 Février 1869.

Signé : NAPOLÉON.

Par l'Empereur :
De Forcade.

C. — Établissements de troisième classe.

Distilleries de 3/6. — De nombreux habitants des communes de Puisserguier et de Maureilhan se plaignent de l'incommodité et de l'insalubrité qui résulte de l'écoulement des vinasses provenant des distilleries des sieurs Py et Anjoulet, que ces industriels écoulent dans le fossé de la Prade et dans la rivière du Liron, dont les eaux sont viciées par ces résidus au point de devenir impropres aux usages domestiques.

M. Bonnet, Rapporteur, conclut à ce que, par un Arrêté supplémentaire, M. le Préfet impose à ces usiniers :

1° L'obligation de prolonger le conduit d'évacuation de leurs résidus aqueux jusqu'au delà du pont, c'est-à-dire de 3 mètres au delà du Chemin Vicinal, situé au point D du plan cadastral annexé au dossier.

2° Qu'à partir de la terminaison de ce conduit, le fossé de la Prade soit creusé jusqu'au Liron à frais communs avec la commune, dans une proportion fixée ultérieurement par l'Administration.

3° La construction du ponceau à établir au point D, au-dessus du Chemin Vicinal, reste exclusivement à la charge de la commune.

4° Les sieurs Py et Anjoulet devant établir, sous la surveillance de l'Autorité compétente, un conduit réglementaire, ainsi que les bassins de chaulage, dans le délai d'un mois à partir de la notification de l'Arrêté, et avant que les travaux ne soient repris.

5° Le conduit sera établi à frais communs par les sieurs Py et Anjoulet, sur un parcours de 200 mètres en amont du point de jonction des deux conduits. Ces derniers seront à la charge respective de chacun des industriels, et, dans le cas de suspension des travaux de l'un d'eux, l'entretien du conduit construit à frais communs sera à la charge du distillateur qui continuera son exploitation.

Dans le cas d'inexécution des prescriptions imposées, l'autorisation accordée aux sieurs Py et Anjoulet est nulle et non avenue.

6° La commune de Puisserguier fera recreuser, à ses frais, le fossé de la Prade depuis le point D jusqu'au Liron, et construire le ponceau du Chemin Vicinal voisin.

Distilleries de 3/6 ambulantes. — Les sieurs Gausse et Blaquière, d'une part, et, de l'autre, le sieur Lamouroux, tous domiciliés à Montpellier, demandent l'autorisation d'exploiter une distillerie ambulante de 3/6.

M. Marès, qui était chargé du Rapport, étant absent, M. Dumas rappelle au Conseil que les demandes en instance étant faites depuis longtemps, un nouvel ajournement dans leur solution pourrait porter un préjudice notable aux demandeurs, et que, dans sa pensée, il y aurait lieu d'émettre un avis favorable, sous la condition expresse que l'autorisation ne sera que provisoire, et que les vinasses seront entièrement absorbées sur les terrains des propriétaires qui feront distiller leurs vins. Enfin, sous la réserve des réclamations auxquelles pourra donner lieu ce mode d'exploitation, encore peu répandu, et qui, en appelant un nouvel examen de ces demandes ou de demandes analogues, pourrait donner lieu à de nouvelles décisions.

Le Conseil, apppouvant les idées emises par M. Dumas, émet un avis favorable.

Tanneries. — Dans la séance du 9 Mai 1876, sur le Rapport de M. Castan, le Conseil, avant de se prononcer sur la demande du sieur Pigasson (Justin), boucher, domicilié à Siran, d'établir une tannerie dans le moulin à eau qu'il possède sur la rivière d'Ognon, pensa qu'il y avait lieu, dans l'intérêt des populations de l'Aude, riveraines de ce cours d'eau : 1° de réclamer l'avis du Conseil central d'Hygiène de l'Aude ; 2° d'exiger du sieur Pigasson l'indication du nombre des dimensions des piles, fosses, pelins et cuves qu'il se proposait d'établir dans sa future tannerie.

Des renseignements mis à la disposition du conseil, il résulte que, par lettre du 30 Mai 1876, le sieur Pigasson se borne à n'indiquer qu'un seul pelin de 1 m. 80 c. de longueur sur 1 m. 08 c. de largeur et 1 m. 25 c. de profondeur ; il se tait sur le nombre et la disposition des fosses et cuves, ce qui met l'Administration dans l'impossibilité d'apprécier l'importance et de fixer la consistance de l'usine.

M. Jalabert, chargé par le Conseil de l'Aude d'étudier la question, a succinctement analysé les raisons invoquées par le Maire de Pépieux, dont l'avis négatif a été inséré, p. 63 du Rapport général de 1876 ; il a mis en regard les réponses faites par le sieur Pigasson, qui observe que le cours de l'Ognon étant coupé, entre son usine projetée et le village de Pépieux, par des barrages, dont le dernier est à 702 mètres de cette commune, l'eau de la rivière pourra se purifier avant de l'atteindre ; que le volume d'eau est, pendant l'hiver, assez abondant pour que les résidus provenant de sa tannerie ne puissent point la gâter, tandis que, pendant les chaleurs de l'été, le lit du cours d'eau étant à sec, ces mêmes résidus seraient absorbés et n'atteindraient pas ce village. Il invoque, enfin, l'épuration des eaux de l'Ognon, qui serait la conséquence de l'arrosage des prairies en amont de Pépieux, ce qui ne laisserait arriver à ce village que des eaux débarrasées de tout principe organique et susceptible, de fermentations prutrides.

» Les tanneries, ajoute-t-il, sont, le plus souvent, » établies sur un cours d'eau ; c'est là une con- » dition d'installation convenable ; il faut, pour que les » tiers riverains n'aient pas à se plaindre de leur voisi- » nage : 1° Que le cours d'eau soit assez considérable » pour que les matières étrangères soluble que les ré- » sidus des tanneries contiennent puissent y atteindre, » en tel état de dilution, qu'elles ne puissent sensible- » ment altérer la qualité des eaux ; 2° Que la profon- » deur de ces eaux et la distance à laquelle elles servent » aux usages domestiques soient, l'une et l'autre, telles » que carbonates insolubles, organiques ou autres, aient » le temps de se précipiter et de gagner le fonds ; il faut, » de plus, que le niveau de cette eau soit toujours » suffisamment élevé pour que les conditions préalables » soient permanentes ; il faut surtout qu'en aucun » temps une partie du lit n'émerge, sans quoi des flaques

» plus ou moins circonscrites, mais plus ou moins nom-
» breuses d'eau chargées de matières organiques putres-
» cibles, s'établiront et deviendront de véritables sources
» d'infection, susceptibles de compromettre la santé
» publique.

» Or, de l'aveu même du sieur Pigasson, l'Ognon est loin
» de remplir les conditions que nous venons d'indiquer,
» car, si en hiver l'eau y coule en assez grande quantité,
» en été, au contraire, il est complètement à sec ou à
» peu près, ce qui ne permettra aux eaux sales du sieur
» Pigasson d'arriver jusqu'à Pépieux ; mais, comme l'ob-
» serve M. le Rapporteur, il y a des états intermédiaires
» qui ne permettent pas de douter que la petite quan-
» tité d'eau qui arrivera jusqu'au village ne soit chargée
» d'une quantité plus ou moins considérable de par-
» ties organiques putrescibles, et partant dans les con-
» ditions voulues pour compromettre la santé des
» habitants.

» Le fait de l'arrosage des prairies pourra-t-il parer
» à ces inconvénients ? En partie peut-être, car, grâce
» à cette opération, les eaux pourront se débarrasser
» d'une partie des matières nuisibles, mais rien ne prouve
» qu'elles pourront récupérer leur pureté première et
» qu'elles rentreront dans leur lit suffisamment épurées
» pour convenir aux usages journaliers auxquels les
» emploie la population de Pépieux. Il est, enfin, à ob-
» server, que l'arrosage des prairies qui recevront les
» eaux contenant une certaine proportion de débris
» animaux provenant des peaux manipulées dans

» l'usine projetée, ne soit rien moins que favorable à la » salubrité publique. Les prairies arrosées constituent, » en effet, des foyers d'infection lacustre d'autant plus » fâcheux que les eaux qui les arrosent sont chargées » d'une plus grande quantité de matières animales, d'où » la conclusion, qu'au point de vue des intérêts géné- « raux de l'hygiène, nous ne pouvons accepter la demande » du sieur Pigassou dans les conditions où il la formule.

» La liberté industrielle réclame, à son tour, et nul » doute que nous ne devions nous efforcer de la favoriser, » autant que possible, sans compromettre les intérêts » des tiers.

» Les tanneries sont loin d'être nécessairement éta- » blies sur des cours d'eau suffisants pour entraîner » sans inconvénients les produits et résidus qui en pro- » viennent! Aussi les recueille-t-on dans des citernes » ou dans des puisards que l'on cure de temps en » temps, en prenant certaines précautions, à moins, ce » qui est préférable, on ne fasse un forage suffisant » pour atteindre la nappe d'eau souterraine sous-jacente » aux couches imperméables du sous-sol.

» Serait-il possible d'installer la tannerie projete dans » de pareilles conditions? Je l'ignore; mais je crois que » ce n'est qu'à ces conditions qu'on pourrait l'autoriser.

» J'ai donc l'honneur, Messieurs, de vous proposer » que l'autorisation demandée par le sieur Pigassou ne » lui soit pas accordée tant que les résidus liquides » provenant de son usine reviendront directement ou » indirectement au cours d'eau de l'Ognon.

« L'autorisation n'étant accordée que tout autant que » ces mêmes résidus liquides seront versés dans des » puisards creusés au voisinage de la tannerie projetée » et dans des conditions spéciales à ce genre de con- » struction. »

Après communication de ce document plein d'intérêt, M. Castan rappelle que la réception des eaux sales des usines, dans des puisards, offre tant d'inconvénients, et les raisons invoquées par M. Jalabert, rapprochées de celles de MM. les Maires de Siran, de Pépieux et de M. le Sous-Préfet de St-Pons, l'amènent à proposer le rejet de la demande du sieur Pigasson.

Malgré cet avis, le Conseil, à la majorité de quatre voix contre trois, pense qu'il y a lieu d'accueillir favorablement la demande qui lui est soumise, à la condition, pour son auteur, de fournir les indications demandées pour fixer la consistance de l'usine, les obligations d'installation étant, d'ailleurs, les mêmes imposées au sieur Granier, de St-Bauzille-du-Putois, dans la séance du 25 Avril 1876.

Teintureries. — Le sieur Constans (Lucien), teinturier, domicilié à Montpellier, demande l'autorisation de transférer son atelier dans la rue St-Claude, maison Fouques.

M. Bertin expose la convenance d'autoriser aux conditions imposées dans la séance du 9 Novembre 1876, avec la seule modification que la consistance de l'usine sera fixée à 4 chaudières d'une capacité maximum de 2 hectolitres l'une.

Les eaux sales seront évacuées dans l'égout de la ville par un conduit réglementaire de 50 sur 40 centimètres de section.

La rue St-Claude étant une propriété particulière, le sieur Constans restera responsable de son bon état et de son fonctionnement : le conduit d'évacuation des résidus de l'usine parcoura toute la longueur de la rue pour arriver dans l'égout le plus voisin.

Vacheries. — Sept demandes de transférer ou de créer des vacheries ont été faites par les sieurs Bardou et Durand, de Cette ; Cestries, Ferté, Martin, Mathieu, Vigouroux et Coste, de Montpellier.

Des deux premiers, le sieur Bardou, qui se proposait d'établir son industrie dans la propriété du sieur Vailhé, rue de la Charité, ayant quitté sa résidence, il n'y a pas lieu de donner suite à sa demande.

Quant au sieur Durand, qui se propose d'installer dans un local situé au prolongement de la rue Montmorency, N° 2, l'autorisation lui est accordée, sur la proposition de M. Chambert, Médecin-Vétérinaire, Rapporteur, qui affirme que la vacherie est convenablement située et disposée aussi favorablement que possible.

Le nombre de vaches qu'il pourra entretenir est fixé à quatorze.

Quant aux vacheries de Montpellier, au nombre de six, les sieurs Cestries et Vigouroux demandent à transférer les vacheries qu'ils sont autorisés à exploiter : le premier, de la rue St-Denis, N° 7, dans une maison qu'il a acquise, rue Sébastien-Bourdon, N° 13 ; le second, de la rue Sébastien-Bourdon, N° 1, rue Rondelet, N° 17.

M. le Rapporteur Loubet émet un avis favorable, en fixant à sept le nombre de vaches entretenues par le sieur Cestries.

Pour ce qui est des demandes des sieurs Coste, qui a l'intention de créer un établissement du même ordre rue Dessalles-Possel ; Ferté (Charles), rue Urbain V ; Martin (Louis), rue Castel-Moton, et Mathieu (Lucien), dans la propriété du sieur Formis, située au tènement du Roc-de-Pézenas :

Le Conseil, considérant que depuis longues années il a établi, en principe, que les vacheries seraient éloignées de l'intérieur de la ville, où elles étaient un foyer permanent d'incommodité, et parfois même d'insalubrité ; considérant que, depuis cette époque, il n'a jamais accueilli de demandes de cette nature, est d'avis, que les demandes des sieurs Ferté et Martin doivent être repoussées, conformément à la jurisprudence établie, et de laquelle on ne saurait s'écarter sans graves inconvénients.

Il accueille favorablement, au contraire, les demandes des sieurs Coste et Mottres, en fixant la consistance de la première vacherie à quatre vaches, avec cette condition que les urines seront reçues dans une fosse dallée, bien cimentée et parfaitement étanche, qui sera vidée tous les deux jours au moins pendant l'hiver et tous les jours pendant le reste de l'année.

Si cette condition ne pouvait être remplie ou si la conservation des urines donnait lieu à des plaintes des tiers, M. Coste serait tenu de les évacuer, par un conduit réglementaire, dans l'égout de la ville.

Le conseil émet aussi un avis favorable à l'égard de la demande du sieur Mottres ; il fixe à sept le nombre des vaches que le demandeur se propose d'entretenir et d'exploiter. Les urines devront être recueillies dans un tonneau placé aussi loin que possible de la campagne du sieur Vergnet (Antoine), dont la propriété n'est qu'à trois mètres de l'établissement projeté, qui a fait opposition dans l'enquête.

Et, dans le cas où la précaution précitée n'atteindrait pas son but, les résidus liquides seraient transportés à à 100 mètres au moins de toute habitation, tous les jours en été et tous les deux jours en hiver.

Il est bien entendu que les conditions générales appliquées aux vacheries sont parfaitement de mise dans tous les cas ci-dessus.

SALUBRITÉ ET SÉCURITÉ PUBLIQUES.

Empoisonnement par le plomb mêlé aux farines provenant du moulin dit des Cyprès. — Le 22 Novembre 1877, nous recevions de M. le Docteur Ronzier Joly, Maire de Clermont, une lettre par laquelle il nous faisait connaître les accidents qu'il avait eus à combattre sur les membres d'un assez grand nombre de familles dont il était le médecin, et qui, depuis le mois d'Août, présentaient des accidents qui lui firent admettre l'existence d'une épidémie sur la nature de laquelle il n'osait se prononcer. Il nous adressait, en même temps que sa lettre, des échantillons de farine dont avaient fait usage la plupart des familles atteintes et qui avaient fait moudre leur blé au moulin des Cyprès, sur la Dourbie, au voisinage de Peret.

Nous nous empressâmes de transmettre à notre collègue M. Moitessier, les échantillons de farine à l'usage de laquelle on pouvait rattacher les accidents observés, et l'examen, quoique fait à la hâte, permit à cet habile collègue d'établir que 20 grammes de farine soumis à ses recherches, avaient donné lieu à à un abondant précipité de sulfure de plomb.

Rapprochant ces faits de ceux que nous avions constatés, en 1872, dans les environs de Lodève, nous n'hésitâmes pas à répondre à M. Ronzier Joly que l'identité des faits observés à Lodève, à St-Etienne-de-Gourgas, etc., par suite de l'usage de farines présumées de mauvaise qualité (comme l'a démontré l'analyse chimique), et ceux qui étaient l'objet de sa communication, ne nous laissaient aucun doute sur l'origine des accidents observés depuis le mois d'Août 1877, à Peret, au hameau du Cros, ainsi qu'à Valmascle, à Cabrières, à Mourèze, et tout le long du cours de la Dourbie ainsi que dans un des faubourgs de Clermont, étaient probablement dus à une cause identique à l'adultération des farines par une préparation de plomb, et nous l'engagions, tout en continuant une enquête dans ce sens, d'inviter les populations à suspendre l'usage des farines contaminées et fournies plus particulièrement par le moulin des Cyprès.

Nous nous fîmes en même temps un devoir de prévenir M. le Préfet de ce qui se passait, en réclamant son intervention, pour parer autant que possible à la situation.

Un fait certain, c'est qu'à partir du moment où la cause des accidents a été pressentie et que quelques précautions ont été prises à ce sujet (la suspension de l'usage des farines provenant du moulin incriminé), les accidents ont diminué de nombre et d'intensité, et tout est rentré dans l'ordre.

Cette question n'en a pas moins donné suite à des appréciations d'un assez grand intérêt qui trouveront leur place dans le Compte-Rendu des travaux du Conseil pour l'année 1878.

FIN.

www.ingramcontent.com/pod-product-compliance
Lightning Source LLC
LaVergne TN
LVHW011953160826
845678LV00002B/518

9782329681115